Dr Lucien LEGRAND
Interne des Hôpitaux
Lauréat de la Faculté
Prix Philippart 1908

CONTRIBUTION A L'ÉTUDE DE LA GASTRO-ENTÉROSTOMIE AVEC PYLORE PERMÉABLE

FONCTIONNEMENT DE L'ANASTOMOSE

RÉSULTATS EXPÉRIMENTAUX & CLINIQUES

LILLE
E. DUFRÉNOY, ÉDITEUR
8, rue Jean-Bart, 8
1909

Dr Lucien LEGRAND

Interne des Hôpitaux
Lauréat de la Faculté
Prix Philippart 1908

CONTRIBUTION A L'ÉTUDE DE LA GASTRO-ENTÉROSTOMIE AVEC PYLORE PERMÉABLE

FONCTIONNEMENT DE L'ANASTOMOSE

RÉSULTATS EXPÉRIMENTAUX & CLINIQUES

LILLE
E. DUFRÉNOY, ÉDITEUR
8, rue Jean-Bart, 8
1909

A MON PÈRE

LE DOCTEUR LEGRAND, MON PREMIER MAÎTRE

Sa longue pratique médicale et sa grande expérience lui ont permis de m'initier aux difficultés de la vie du médecin ; qu'il soit assuré ici que j'ai su apprécier la valeur de son enseignement de chaque jour, avec tous ses avantages. C'est à lui que je dédie ce travail, en témoignage d'affection et de reconnaissance.

A MA MÈRE

En témoignage de ma profonde affection.

A MA SŒUR ET A MON BEAU-FRÈRE

LE DOCTEUR LEBRAS DE DAOULAS

MEIS ET AMICIS

A MON PRÉSIDENT DE THÈSE

MONSIEUR LE PROFESSEUR SURMONT

Vous avez droit, mon cher Maître, à tous mes remerciements, pour m'avoir accueilli si aimablement dans votre laboratoire de Pathologie interne et expérimentale, où j'ai pu acquérir les connaissances spéciales, indispensables actuellement. Soyez assuré de ma profonde reconnaissance.

Merci de la marque d'estime que vous m'avez donnée en acceptant la Présidence de ma thèse.

A la Mémoire du Professeur FOLET

(Externat 1905. — Chirurgie)

C'est sous la direction de ce Maître vénéré que j'ai fait mes premiers pas en chirurgie. Je ne saurais trop rappeler combien ses causeries au lit du malade avaient de charme pour nous et combien sa bienveillance fut grande à notre égard.

Qu'il me soit permis de lui adresser ici un hommage respectueux.

A Monsieur le Professeur DUBAR

(Internat 1908. — Chirurgie)

Grâce à votre enseignement clair et méthodique, j'ai pu compléter avec fruit mes connaissances chirurgicales, pendant l'année d'Internat passée dans votre service.

Merci pour la bienveillance que vous m'avez témoignée en toutes circonstances. Daignez agréer, mon cher Maître, l'expression de mes vifs remerciements et de ma plus profonde gratitude.

A Monsieur le Professeur Agrégé DELÉARDE

(Externat 1906. — Médecine Infantile)

Ce souvenir des six mois passés près de vous ne s'effacera jamais et occupe une des premières places de ma vie d'étudiant. Non seulement votre enseignement m'a été profitable, mais vos conseils et l'énergie que vous avez su me communiquer m'ont permis de surmonter bien des difficultés.

Depuis, en toute occasion, j'ai pu apprécier votre droiture et votre loyauté. Croyez bien que je vous en suis bien reconnaissant et vous prie de croire à mon profond attachement.

A MONSIEUR LE PROFESSEUR AGRÉGÉ G. GÉRARD

Vous aussi, mon cher Maître, m'avez soutenu dans les moments difficiles. Depuis le début de mes études en m'enseignant l'anatomie, jusqu'en ces derniers temps, vous n'avez cessé de me donner de nombreuses marques de sympathie et m'avez honoré de votre amitié.

Acceptez aujourd'hui mes remerçiements les plus sincères.

A MONSIEUR LE PROFESSEUR TH. BARROIS

A MONSIEUR LE PROFESSEUR CARLIER

(Externat 1906. — Service des voies urinaires)

A MONSIEUR LE PROFESSEUR GAUDIER

(Internat 1907. — Chirurgie des enfants et Laryngologie)

Je dédie ce travail en le remerciant du bienveillant accueil qu'il m'a toujours réservé à sa consultation de laryngologie.

A MONSIEUR LE PROFESSEUR LAMBRET

Les circonstances m'ont empêché de devenir votre interne. Soyez assuré de mes regrets sincères et acceptez mes remerciements pour les témoignages de sympathie que vous n'avez cessé de me donner.

A Monsieur le Professeur Agrégé LE FORT

(Internat 1907. — Chirurgie)

A Messieurs les Professeurs Agrégés

POTEL, BRETON, BUÉ, DUBOIS, INGELRANS

A Messieurs les Docteurs DRUCBERT et DEHON

Que je remercie tout particulièrement du dévoué concours qu'ils m'ont prêté depuis six mois. Ils m'ont consacré beaucoup de leur temps sans compter. Qu'ils soient assurés de ma reconnaissance et de ma sincère amitié.

A mes Chefs de Conférence d'Internat

MM. les Docteurs DEBEYRE, LEROY, LOOTEN.

A mes Collègues d'Internat

En souvenir de nos joyeuses réunions à la salle de Garde.

Je ne saurais oublier mes camarades d'études

Les Docteurs Maurice GÉRARD, Georges et Léon PETIT, Charles LECONTE.

Mes Amis Albert GÉRARD, Eugène BERNARD, Docteur en Droit

Ainsi que mes Camarades de Lycée

Léon LOOTEN et Maurice HUGOT.

INTRODUCTION

La question du fonctionnement de la bouche anastomotique et celle de son oblitération spontanée possible dans le cas de gastro-entérostomie avec pylore perméable ont été, depuis plusieurs années, l'objet de nombreuses discussions et de recherches multiples.

L'accord est loin d'être fait, si l'on en juge d'après la dernière discussion de 1907 et 1908 à la Société de Chirurgie.

Devant la diversité des opinions émises nous avons cru bon, à l'instigation de notre Maître, Monsieur le Professeur Surmont, d'essayer de nous rendre compte du fonctionnement de l'anastomose dans les cas de gastro-entérostomies avec pylore perméable, d'une part par l'expérimentation chez le chien, d'autre part dans les cas pathologiques observés chez l'homme. Nous avons voulu voir aussi si la bouche artificielle, ne fonctionnant pas, peut s'oblitérer spontanément et causer ainsi une récidive des troubles pathologiques qui ont nécessité l'intervention, en d'autres termes, quel est, au point de vue fonctionnel, l'avenir des gastro-entérostomisés.

Il est nécessaire tout d'abord, en ne considérant les gastro-entérostomies qu'au point de vue de leur état pylorique, de les répartir en deux classes :

1° Cas où le pylore est obstrué ;

2° Cas où le pylore est perméable ou redevient perméable à la suite de l'opération (spasme du pylore).

Dans le premier cas, la question est jugée : la bouche anastomotique supplée au pylore obstrué mais non d'une manière banale, comme on le croyait tout d'abord, à la façon d'un orifice de communication inerte, mais au contraire d'une façon qui rappelle le fonctionnement physiologique du pylore. Il est bien démontré, en effet, que l'évacuation gastrique chez les gastro-entérostomisés avec obstruction pylorique est intermittente et sous la dépendance des contractions gastriques. L'estomac n'est pas un entonnoir qui se vide en une seule fois, sitôt rempli. La bouche est relativement continente et l'on peut retrouver du liquide dans l'estomac plusieurs heures après le repas. Nous laisserons ces cas de côté : le fonctionnement de l'anastomose n'y est pas douteux et l'avenir de ces malades, pour la plupart atteints de néoplasme du pylore, ne peut intéresser qu'au point de vue survie.

Mais si le pylore est perméable en totalité ou partiellement, comment fonctionnera la nouvelle bouche anastomotique ?

Quelles modifications apporte dans le jeu de

l'estomac la création d'un orifice artificiel? Quel est l'avenir de ces malades?

Pouvons-nous également conclure de l'expérimentation chez le chien aux cas pathologiques observés chez l'homme?

Cette question est intéressante à étudier, et, en présence des faits contradictoires qui ont été rapportés, il nous a paru que nos recherches personnelles sur ce sujet méritaient d'être exposées; nous avons cru bon de mettre en parallèle les résultats obtenus expérimentalement d'une part, sur des estomacs normaux et bien musclés de chien, cliniquement d'autre part, sur l'estomac pathologique, dilaté, atone, ulcéré, ainsi qu'on l'observe chez l'homme.

Les nombreuses contradictions entre les chirurgiens au sujet du fonctionnement de l'anastomose, les conclusions tirées de l'expérimentation et appliquées à la clinique nous ont donné l'idée de noter les différents résultats obtenus dans ces deux ordres de faits.

Ainsi que l'on peut s'en rendre compte par le résumé des recherches faites jusqu'à présent au sujet du fonctionnement de l'anastomose dans les gastro-entérostomies avec pylore perméable, on a voulu conclure du physiologique au pathologique, de l'expérimentation physiologique aux cas cliniques observés. Pourtant, on ne peut logiquement établir de comparaison entre un estomac de chien dont la musculature et la tonicité sont normales, sans hypersécrétion apparente, dont l'étude des fonctions gastriques n'a pas été entreprise systématiquement au préalable, et d'autre part les cas pathologiques observés chez l'homme et qui ont nécessité l'intervention du chirurgien.

Pour répondre à cette objection, on a tenté de se rapprocher le plus possible de la pathologie : on a pratiqué des sténoses artificielles du pylore d'imperméabilité plus ou moins complète : on n'a jamais pu reproduire dans toute leur complexité les troubles pathologiques organiques, fonctionnels, spasmodiques, qui sont le propre des affections pyloriques de l'estomac de l'homme. Sans pouvoir conclure de l'un à l'autre, nous nous contenterons d'exposer nos faits d'expérimentation chez le chien, le pylore étant perméable ou sténosé artificiellement. Le fonctionnement de la bouche anastomotique sera ici le seul point retenu : nous avons laissé de côté intentionnellement l'étude des fonctions sécrétoires et de leurs modifications.

A cette étude expérimentale fera suite une partie essentiellement clinique ; les observations de neuf malades et leur examen, pratiqué plus ou moins longtemps après l'intervention, renseigneront sur les modifications apportées à leur état pathologique du fait de la gastro-entérostomie.

Il semble logique d'exposer auparavant les expériences faites par divers auteurs, ainsi que les conclusions qu'ils ont pu en tirer. On se rendra ainsi beaucoup mieux compte de l'incertitude qui existe encore sur le fonctionnement d'une gastro-entérostomie avec pylore perméable ; et on verra également que, si l'on admet le non-fonctionnement de la bouche, les raisons de l'amélioration obtenue par cette intervention sont encore peu connues et du domaine de l'hypothèse.

Les premières recherches importantes faites dans ce sens ont été rapportées par KELLING (*Archiv f. klinische Chirurgie*, 1900). Dans ce travail, après une revue rapide de tous les procédés recommandés pour la gastro-entérostomie, ainsi que de ses indications, l'auteur expose ses essais pratiqués sur 80 chiens, portant sur différentes questions relatives au fonctionnement de la bouche anastomotique, ainsi que sur les modifications apportées chez l'individu par la création de cette anastomose.

Voici le résumé rapide des divisions de l'étude de KELLING ; la partie relative au fonctionnement de la bouche de gastro-entérostomie avec pylore perméable sera exposée avec plus de détails.

En premier lieu, l'auteur montre l'importance de la direction de l'incision dans la région pylorique : à ce niveau, le muscle circulaire l'emporte sur le muscle longitudinal ; la section, faite perpendiculairement aux fibres circulaires aura ses deux lèvres écartées l'une de l'autre, ce qui favorisera le bon fonctionnement de l'anastomose. Dans la région fundique, quelle que soit l'incision, l'écartement des lèvres n'est pas influencé.

L'auteur insiste également sur le prolapsus possible de la muqueuse stomacale, pouvant jouer le rôle de soupape. Il préconise la suture sur trois plans, avec affrontement exact des deux muqueuses, étant donné la possibilité d'ulcère au niveau de la paroi dépourvue de muqueuse.

Il rappelle, pour les rejeter aussitôt, les procédés qui ne tiennent aucun compte de la muqueuse, la détruisent par des caustiques, ou préconisent son excision. KELLING craint dans ce dernier cas la formation d'ulcère, la région suturée étant moins protégée contre les sucs digestifs (Observation de la clinique MICKULICZ.)

Après des considérations théoriques sur la tension que peuvent supporter les sutures gastro-intestinales, l'auteur s'étend plus longuement sur la nutrition des opérés de gastro-entérostomie, préconisant l'alimentation précoce, mais uniquement liquide.

La digestion des corps solides peut avoir des inconvénients (expériences de VON PFUNGEN), les contractions du muscle stomacal pouvant prendre point d'appui sur les aliments solides ingérés et être cause de l'écartement des sutures.

La pression abdominale et son influence sur le fonctionnement d'une bouche anastomotique, les changements de position sont ensuite examinés avec détail et sont l'objet de considérations trop théoriques pour que nous jugions nécessaire de les rapporter ici.

Kelling expose ensuite ses recherches sur des chiens gastro-entérostomisés avec pylore perméable : il insiste dans ce chapitre sur les résultats durables obtenus et rappelle les cas où l'anastomose pratiquée avec des boutons ou des sutures s'est rétrécie avec le temps ou a complètement disparu. Il cite les communications faites à ce sujet par Colgi (*Central-Blatt f. Chirurgie*, 1892), Magill (Chaput. *Revue de chirurgie*, 1893), Sonnenburg (*Deutsche Zeitschrift f. Chirurgie*, 1894), Nicolaysen (*Congrès des nordischen Vereins f. Chirurgie*, 1899), Kehr (*München med. Wochenschrift*, 1899), Mickulicz (*Handb der pract. Chirurgie*), Czerny, etc.

Kelling exécute alors sur ses chiens une série d'expériences dans le but de s'assurer du bon ou mauvais fonctionnement d'une bouche gastro-intestinale dans le cas de pylore perméable.

En résumé, chez certains, il fixe un tube en caoutchouc dans le nouvel orifice formé et place ensuite sur les segments d'intestin, en amont et en aval de la gastro-entérostomie, des anneaux qu'il fixe à la paroi, décrivant le manuel opératoire avec un luxe de détails qu'il est inutile de rapporter.

Faisant absorber à l'animal des liquides colorés, il se rend compte que la plus grande partie suit le trajet pylorique. Il procède ensuite à des résections intestinales, abouchant certains segments dans l'estomac ; ces expériences lui donnent le même résultat.

Kelling, pour expliquer ici ce défaut de fonctionnement, pense que le gonflement qui peut se produire au niveau des sutures, a pu être cause de cette oblitération partielle. Il invoque d'autre part l'influence possible d'adhérences, la résistance que peut éprouver le liquide au niveau de la bouche, et enfin, en faveur de l'écoulement par la voie pylorique, le mécanisme du péristaltisme.

Ce non fonctionnement de la bouche a pour conséquence son rétrécissement.

Il met en parallèle deux chiens sensiblement de même taille, de même poids; à l'un d'eux, il ligature le pylore à la soie, serrant modérément ses fils pour ne pas couper; par-dessus la ligature, il fait un surjet séro-séreux d'enfouissement. Chez tous deux, il pratique une gastro-entérostomie, procédé de Wölfler, à 40 cm. du duodénum, l'ouverture permettant facilement le passage de deux doigts. Après deux mois, les chiens sont sacrifiés; il constate que, chez le chien dont le pylore a été lié, la bouche anastomotique s'est agrandie, laissant facilement passer trois doigts; chez le second animal, la bouche s'est rétrécie et permet à peine l'introduction d'un doigt dans l'orifice.

L'expérimentateur ne signale pas ici si le pylore lié était bien imperméable; nous verrons plus loin, à propos de nos expériences personnelles, que le pylore qui avait été lié de la même façon avait, quelques mois après, retrouvé sa perméabilité.

KELLING agite ensuite la question de la formation d'un sphincter au niveau de la bouche, ainsi que ROSENHEIM, DUNIN, MINTZ, l'admettent.

Il avoue n'avoir pu se fixer à ce sujet, n'ayant jamais rencontré cette formation complexe que constitue un sphincter.

Quant à l'oblitération de l'anastomose, il ne pense pas qu'elle puisse se faire en allant de l'estomac vers l'intestin, mais bien plutôt de l'intestin vers l'estomac.

De tout cet ensemble, l'auteur croit pouvoir conclure :

1° *Qu'une bouche anastomotique se rétrécit d'autant plus vite qu'elle ne fonctionne pas* et que l'évacuation de l'estomac se fait facilement par un pylore resté perméable ;

2° Que les rapports dans la gastro-entérostomie ne sont nullement changés et que, si l'on veut obtenir une anastomose permanente, *il faut oblitérer le pylore de façon artificielle.*

Il préconise alors un procédé qui consiste dans la suture d'un pli longitudinal de 1 cm. 1/2, fait en avant du sphincter, puis d'un second pli, puis d'un troisième suturé également, la région pylorique de l'estomac étant de ce fait rétrécie. Il expose dans la suite les avantages et inconvénients que l'on peut invoquer vis-à-vis de cette sténose pylorique artificielle.

Nous ferons remarquer, en face de ces conclusions contraires au fonctionnement de l'anastomose, que KELLING a pratiqué presque toutes ses gastro-entérostomies selon le procédé de Wölfler, qui, de l'avis de beaucoup de chirurgiens, est le moins favorable et celui qui donne le plus de mauvais résultats.

D'autre part, ce fait qu'un orifice maintenu béant par un tube de caoutchouc livre à peine passage à quelques centimètres cubes de liquide stomacal ne laisse pas d'étonner le lecteur. On ne peut, à notre avis, dans ce cas, invoquer comme cause d'obstruction, la contraction stomacale venant à propos fermer hermétiquement le nouvel orifice. Nous croyons, pour notre compte, que le mauvais fonctionnement serait dû au procédé, l'implantation intestinale sur la paroi antérieure de l'estomac ne pouvant favoriser l'évacuation de l'estomac par cette voie, alors que le pylore est perméable et dans une situation plus déclive.

En troisième lieu, le rétrécissement progressif de l'anastomose observé par KELLING, ses conclusions après étude comparative des deux chiens, dont l'un a une sténose artificielle du pylore, ne concordent pas avec les résultats obtenus au laboratoire de pathologie expérimentale, ainsi qu'on le verra dans nos observations.

Les recherches expérimentales, ainsi que les communications, se sont succédé depuis le travail de KELLING, en 1900.

En 1904, QUÉNU cite à la Société de Chirurgie des observations de gastro-entérostomies, pour ulcère chronique de l'estomac, dont les résultats ont été satisfaisants, laissant supposer que la bouche anastomotique a fonctionné, sans que pourtant l'auteur se prononce à ce sujet.

En 1905, CANNON et BLACKE (*Annals of Surgery*) ont suivi *sur l'écran radioscopique,* chez dix chats gastro-entérostomisés, la voie que prenait, au moment de la digestion, une bouillie alimentaire bismuthée. Leurs résultats sont assez variables, ayant vu nettement fonctionner la bouche anastomotique dans deux cas, l'un de gastro-entérostomie postérieure, l'autre faite par le procédé antérieur.

LEGGET et MAURY (*Annals of Surgery*, 1907), ont eu recours à d'autres procédés : ils ont imaginé de faire avaler à l'animal en expérience un corps solide quelconque, *retenu par une ficelle qui devait jalonner le trajet suivi.* Dans la majorité des cas, *la ficelle passait par le pylore.* Ils citent pourtant des exceptions, le corps solide ayant emprunté la voie anastomotique, remontant parfois dans le duodénum pour rentrer dans l'estomac par le pylore.

Ils ont d'autre part *anastomosé le gros intestin avec la paroi antérieure de l'estomac,* l'intestin grêle se trouvant de ce fait exclu, si la voie pylorique n'était pas suivie.

Ils ont constaté, dans ce cas, un amaigrissement assez rapide de l'animal et une cachexie particulière se terminant par la mort. Cette observation concorde bien avec une des nôtres. Il est assez logique d'ad-

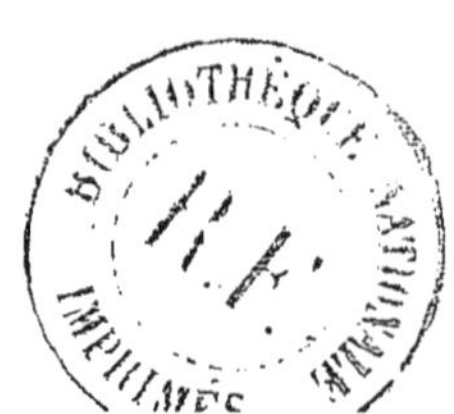

mettre que, dans cet exemple, *la bouche anastomotique avait rempli son rôle.*

L'observation suivante, que je rapproche intentionnellement de celle de Legget et Maury, vient confirmer les résultats qu'ils ont obtenus.

Il s'agit en effet d'une gastro-entérostomie postérieure avec anastomose d'une anse jéjunale quelconque.

La bouche mesure environ 3 cm.

L'expérience porte sur un chien assez fort de 10 k. 200. Contrairement à la majorité des autres chiens qui ont bien supporté l'opération (voir seconde partie : Résultats expérimentaux), celui-ci est resté languissant, avec peu d'appétit et s'amaigrissant progressivement.

Le 27 mai 1908, c'est-à-dire deux mois après, l'animal est sacrifié et nous croyons trouver à l'autopsie les causes de ce mauvais état général.

L'anastomose est normale ; les sutures ont été faites comme de coutume dans la région pylorique ; la bouche est perméable ; elle admet facilement l'extrémité de l'index.

L'anastomose intestinale porte sur le jéjunum et à une assez grande distance du duodénum : 75 cm.

Il est assez probable que cette cachexie particulière du chien en a été la conséquence. L'alimentation a été insuffisante, de même que l'absorption, car, de l'avis de la majorité des auteurs, on admet que la première partie de l'intestin grêle, duodénale et première anse jéjunale, est le siège le plus important de la digestion intestinale.

Il est certain que, si la bouche n'avait pas fonctionné, l'animal ne présentant ni péritonite, ni sténose pylorique, se trouvait de nouveau dans les mêmes conditions de nutrition qu'avant l'opération. Il nous semble assez logique d'admettre que, par suite du fonctionnement de l'anastomose placée trop loin sur le jéjunum, des troubles digestifs, ont suivi, qui ont amené la cachexie de l'animal.

Presque simultanément, Pierre DELBET d'une part, et GUIBÉ de l'autre, sont venus faire part à la Société de Chirurgie de leurs recherches expérimentales sur le fonctionnement de la gastro-entérostomie. S'inspirant de KELLING, DELBET sectionne l'intestin près du cœcum, implante le bout inférieur dans l'estomac et abouche le bout supérieur à la peau. Il remarqua que, chez presque tous les chiens opérés, les aliments allaient à l'anus artificiel et que les selles normales par le gros intestin étaient très rares.

Après une série d'expériences analogues, il conclut au non-fonctionnement de la bouche. C. MUNRO, de Boston (*Annals of Surgery*, 1908), rapporte d'autre part quelques observations de gastro-entérostomies faites chez l'homme avec pylore perméable. *Il a toujours pu constater que la bouche artificielle était perméable et fonctionnait bien* ; l'orifice était même plutôt agrandi. Il préconise les sutures directes, ayant toujours obtenu de mauvais résultats avec les boutons.

Une telle diversité d'opinions a amené, pendant les premières réunions de 1908 à la Société de Chirurgie, une série de discussions qui prouve que l'accord est loin de se faire à ce sujet.

L'observation de Kauffmann, la communication de Tuffier (*Bulletin de la Société Chirurgicale de Paris*, 1907), essayaient de prouver, que non-seulement la bouche anastomotique ne fonctionnait pas, mais encore avait une *tendance spontanée à la guérison*.

Cette observation de Tuffier porte sur un cas d'ulcère gastrique consécutif à une gastro-entérostomie réparée spontanément. Le malade avait été opéré deux ans avant la seconde laparotomie, qui permit de se rendre compte que l'anastomose était bien oblitérée et que l'estomac et l'intestin s'étaient presque libérés, quelques brides fibreuses les rattachant encore l'un à l'autre.

A la Société de Chirurgie, le 8 janvier 1908, M. Ricard croit que les expériences de M. Delbet confirment les idées des chirurgiens sur le fonctionnement de l'anastomose. Il rappelle que deux ans avant, au Congrès international de Chirurgie, MM. Montprofit, Mayo-Robson, Rotgans, concluaient que la gastro-entérostomie était indiquée, non-seulement dans les cas de sténose, mais encore dans toutes les dyspepsies rebelles et douloureuses. Il préconise chez les opérés une thérapeutique post-opératoire des mieux conduites et un régime diététique des plus sévères.

M. Souligoux partage l'avis de M. Ricard et pense que les fibres circulaires tendent à fermer la bouche.

MM. Routier, Guinard, Hartmann, concluent

également au non-fonctionnement de la gastro-entéro-anastomose.

Dans une autre séance de la Société de Chirurgie, du 5 février 1908, M. Legueu rapporte l'observation d'un homme opéré il y a deux ans pour dyspepsie chronique, rebelle au traitement médical, mais sans *aucun symptôme de sténose pylorique*. La gastro-entérostomie fut suivie d'un résultat immédiat et éloigné excellent. Or, M. Legueu a revu ce malade *récemment, et l'étude radioscopique a montré que chez lui, contrairement à ce que pensent MM. Delbet, Hartmann, Tuffier, le pylore ne fonctionnait pas, quoique perméable.*

Toutes les bouillies ingérées passaient par la nouvelle bouche.

M. Montprofit croit également *qu'il n'y a pas nécessité d'obstacle pylorique pour le fonctionnement de l'anastomose.*

H. M. W. Gray (*The Lancet*, 1908, n° 4430, 25 juillet) publie d'autre part une étude des fonctions motrices de l'estomac normal et après gastro-entérostomie, par la radiographie. L'estomac se compose d'après lui de deux poches distinctes, l'une cardiaque, l'autre pylorique, séparées par un anneau musculaire jouant le rôle de sphincter, le sphincter *aditus vestibuli*. Chacune a un rôle particulier : dans la digestion ordinaire, la portion cardiaque est vide bien avant la portion pylorique. Quand une bouche de gastro-entérostomie a été pratiquée dans cette portion, la poche cardiaque ne se vide nullement plus vite.

Quand une gastro-entérostomie a été faite sur un estomac dont la motilité est intacte, le temps pylorique seul est modifié. Les aliments semblent d'abord remplir la portion pylorique en passant sur la bouche, comme si une certaine pression était nécessaire avant qu'ils s'engagent à travers l'orifice anormal, ce qu'on peut leur voir faire incontestablement. Gray reproduit le calque d'un cas de gastro-entérostomie pour ulcère de l'extrémité pylorique de l'estomac où il n'y avait ni sténose pylorique, ni gastrectasie, *et où l'on voyait les aliments s'engager par l'anastomose*. En pareil cas, il y a donc raccourcissement du temps pylorique, mais non du temps cardiaque de la digestion gastrique.

Il n'en est plus de même quand l'estomac a subi une dilatation excessive et prolongée. Le sphincter *aditus vestibuli* est alors forcé, et il peut le rester définitivement si sa distension a été portée trop loin ou a trop longtemps duré. L'estomac se remplit alors d'un seul coup et entièrement ; et dans la portion verticale, le contenu stomacal s'échappe rapidement par la bouche anastomotique, d'où nécessité d'un traitement post-opératoire.

Par contre, Leven et Barret (*Société médicale des Hôpitaux*, 1908) ont examiné à la radioscopie l'estomac d'un malade de Gaillard et Savariaud, présenté à la dernière séance. Malgré la gastro-entérostomie, tout le contenu gastrique passait par le pylore.

En résumé, les différents procédés d'expérimentation auxquels on a eu recours comprennent :

1° *Étude radioscopique de l'évacuation stomacale,* après ingestion d'une bouillie bismuthée (Tuffier, Aubourg, Blacke et Cannon) ;

2° *Étude de la voie suivie par des corps étrangers. Procédé de la ficelle* (Legget et Maury) ;

3° *Étude clinique du fonctionnement de l'intestin.* — Exclusion de l'intestin grêle par anastomose du gros intestin (Legget et Maury) ;

4° *Étude du fonctionnement de la bouche par établissement de fistules intestinales* sus et sous-jacentes à l'anastomose. *Procédé des liquides colorés* (Kelling, Delbet).

Chez l'homme, l'expérimentation n'étant pas possible, on a pu se rendre compte *par la radioscopie, par les résultats cliniques, par l'établissement accidentel de fistules spontanées ou opératoires, par de nouvelles laparotomies chez d'anciens gastro-entérostomisés,* de l'état de l'anastomose, à plus ou moins de distance de l'opération.

C'est dans ce dernier cas que Tuffier a laissé supposer que les bouches artificielles tendaient à se fermer spontanément.

De l'oblitération spontanée de l'anastomose. — Cette oblitération spontanée de l'anastomose n'est pas, croyons-nous, la règle générale et serait plutôt secondaire que primitive. Les gastro-entérostomisés nécessitant une seconde ou troisième intervention ne sont pas fréquents. DENÉCHEAU (Thèse Paris, 1907) rapporte l'observation d'un malade opéré une première fois en 1903 de gastro-entérostomie en Y, réopéré en 1904, puis en 1905. L'anastomose, que l'on croyait rétrécie, admet le passage du doigt et est largement perméable.

On pourrait croire, ajoute-t-il, qu'il s'est produit, à un moment donné, assez éloigné de l'opération, *des modifications de l'orifice,* modifications anatomiques, *telles qu'un rétrécissement,* pouvant contribuer à produire la douleur. La disparition de tous les troubles sous l'influence d'un régime fait douter d'une lésion réelle. Elle confirme, au contraire, la théorie du spasme qui, en résumé, explique à elle seule tous les troubles observés.

SCHOSTACK, de Zürich (*Beitrage z. Klin. Chirurg.*, 1908), élève de KRÖNLEIN, rapporte cette observation intéressante pour les résultats éloignés qu'elle fournit : un homme de trente-six ans, est pris d'hémorragies intestinales avec signes de dilatation gastrique et de stase. KRÖNLEIN pratique une *gastro-entérostomie antérieure antécolique,* calmant la sténose sous-pylorique avec persistance des douleurs, quinze mois après l'opération, le malade présenta une infiltration pseudo-néoplasique de la paroi abdominale antérieure. Il continua à souffrir pendant six ans, se décidant enfin à revenir trouver KRÖNLEIN, qui lui fit une seconde laparotomie.

Ce chirurgien constata l'existence d'un ulcère peptique, développé sur la branche descendante du jéjunum, immédiatement au-dessous de l'anastomose gastro-intestinale, qui était elle-même infiltrée. L'ulcère était perforé à la face profonde de la paroi abdominale antérieure et adhérait au muscle grand droit. Suture de la perforation de dimension de 2 cm. Guérison de l'opération avec continuation des souffrances. Le malade présenta peu à peu le syndrome de la sténose sous-pylorique. Quatre ans après, il revint à la clinique de KRÖNLEIN. Une nouvelle laparotomie permit de constater que *l'ancienne anastomose gastro-intestinale était complètement oblitérée,* et seuls quelques tractus conjonctifs réunissaient encore l'estomac et le jéjunum. On refit une gastro-entérostomie postérieure de VON HACKER et, depuis deux ans, le malade peut être considéré comme guéri.

Cette oblitération complète secondaire de la bouche gastro jéjunale est intéressante, et ici nous en trouvons l'explication évidente :

L'ulcère peptique jéjunal, en se cicatrisant, a provoqué la fermeture complète de la bouche.

Ce fait permet d'expliquer la réapparition des symptômes douloureux antérieurs à l'opération, reconnaissant comme cause première la formation d'ulcères et *nullement secondaires à une oblitération spontanée de l'anastomose.*

Kauffmann a publié un cas analogue (*Grenz. Gebiel d. Med. u. Chir.*), estimant que chez son malade, l'oblitération de la bouche a été secondaire à la cicatrisation d'un ulcère peptique.

A la Société royale de Médecine de Vienne, en 1907, le 6 décembre, von Eiselberg rapporte également un cas de fistule gastro-colique chez lequel il a pu constater, consécutivement à la gastro-entérostomie, la formation d'un ulcère peptique, développé sur la bouche avec propagation au côlon adjacent.

De là cette nécessité au point de vue pratique, pour les opérés, de ne pas abandonner tout traitement médical ; on a pu se rendre compte chez certains malades que, par une thérapeutique raisonnée, des symptômes inquiétants ont disparu assez rapidement, sans nouvelle intervention chirurgicale, qui paraissait inévitable.

« Avec l'opération, tout n'est pas fini », disait Mickulicz. Le malade qui aurait passé quelques semaines entre les mains d'un chirurgien doit subir un traitement qui n'est pas de moindre importance. Le chirurgien allemand reconnaissait donc qu'en l'absence de toute complication chirurgicale, l'on pouvait constater chez les opérés des troubles dyspeptiques relevant du médecin.

Ce syndrome dyspeptique secondaire à la gastro-entérostomie, qui a fait l'objet de la thèse de Denéchau, se rencontre chez 70 à 75 °/₀ des anciens gastro-entérostomisés. Les causes occasionnelles en sont évidentes ; en général, elles se résument dans l'influence constante d'un régime mauvais ou simplement défectueux, pouvant occasionner secondairement le rétrécissement de l'anastomose.

En face de ces observations de Kronlein et Kauffmann d'une part, de Von Eiselberg et Denécheau d'autre part, nous nous sommes demandé si l'oblitération soi-disant spontanée de la bouche dans la gastro-entérostomie, selon les idées de Tuffier et de quelques auteurs français, n'était pas plutôt secondaire et ne reconnaissait pas comme cause la cicatrisation d'ulcère peptique, développé au niveau de l'anastomose.

En général, les laparotomies qui ont permis de constater une oblitération plus ou moins complète de la bouche ont été nécessitées par la réapparition des mêmes symptômes gastriques antérieurs à la première intervention. On en tira immédiatement cette conclusion que les nouveaux troubles observés étaient la conséquence du non-fonctionnement de l'orifice artificiel et de son oblitération progressive.

Shostack s'est inquiété à ce sujet de la fréquence relative des ulcères peptiques consécutifs à la gastro-entérostomie ; il a pu en recueillir 23 cas après la gastro-entérostomie antérieure; 9 cas après l'anastomose, selon le procédé de Von Hacker ; 1 cas consécutif à la gastro-entérostomie en Y de Roux. Il attribue cette différence à la moins bonne circulation des matières alimentaires, dans le procédé antérieur de Wolfler ; il insiste en outre sur ce fait que cet ulcère peut se développer sans hyperchlorhydrie.

Nous croirions volontiers que les gastro-entérostomisés pour troubles gastriques d'ordre sécrétoire ne sont pas, du fait de l'opération subie, à l'abri de nouveaux accidents. Quoique fortement améliorés par l'intervention chirurgicale, ces malades peuvent à un moment donné refaire de l'ulcère, qui siégera de préférence au niveau du *locus minoris resistentiae*, dans le cas présent : la région de l'anastomose. Il intervient probablement ici une question de chimisme et de neutralisation des sucs gastriques, la région jéjunale anastomosée ne possédant sans doute pas, vis-à-vis des liquides de l'estomac, les mêmes propriétés que le duodénum dans la portion immédiatement sous-pylorique.

Comme on peut s'en rendre compte par cette mise au point rapide de la question, les avis sont très différents selon les auteurs.

En résumé, les partisans du non-fonctionnement de l'anastomose gastro-intestinale sont nombreux. KELLING, DELBET, GUIBÉ, TUFFIER, etc., tranchent la question de façon catégorique et n'admettent pas le fonctionnement de l'anastomose.

Les autres sont moins affirmatifs. QUÉNU, en 1904 ; CANNON et BLACKE, en 1905 ; LEGGET et MAURY, en 1907 ; C. MUNRO de Boston, en 1907 : LEGUEU, en 1908 ; MONTPROFIT obtiennent des résultats variables et ont vu les orifices pylorique et anastomotique, fonctionner simultanément, ou à l'exclusion l'un de l'autre.

Notre but a donc été de nous assurer tout d'abord du fonctionnement de l'anastomose par des recherches expérimentales chez le chien : c'est cet exposé qui constituera la seconde partie de notre thèse.

Ensuite, une troisième partie sera consacrée à l'exposé de l'examen clinique de neuf malades au point de vue du fonctionnement de l'anastomose et des résultats et modifications obtenus dans les fonctions sécrétoires et motrices.

ÉTUDE EXPÉRIMENTALE

Avant de résumer nos observations et d'exposer nos constatations sur chaque chien en expérience, il nous paraît bon, pour éviter des redites inutiles, d'indiquer ici la technique des expériences.

Après la toilette de rigueur, les chiens ont été endormis au chloroforme, après avoir reçu quelques centigrammes de morphine, proportionnellement à leur poids.

Toutes les gastro-entérostomies ont été postérieures, sauf une antérieure, signalée dans l'observation. Nous nous sommes borné à ce procédé de Von Hacker, jugé par la généralité des chirurgiens bien supérieur au procédé antérieur de Wölfler, au point de vue du fonctionnement de l'anastomose. Il eût été intéressant de faire la comparaison entre les deux procédés en examinant les résultats qu'ils donnent à plus ou moins brève échéance. Nous n'avions malheureusement pas un nombre de chiens suffisant pour le faire.

Toutes les sutures viscérales ou pariétales ont été faites au fil de chanvre, selon la technique ordinaire ; pour le surjet de suture de la paroi abdominale, les muscles et le péritoine ont été pris en même temps. Griffes de Michel pour la peau. L'alimentation normale est reprise deux jours plus tard.

L'expérience a montré que ces procédés simplifiés de suture ont remplacé avantageusement les sutures plus compliquées plan par plan.

Pas de pansement. Le chien se charge d'entretenir lui-même la propreté de la plaie opératoire de manière satisfaisante.

Nous avons essayé de nous rendre compte du fonctionnement de l'anastomose par l'examen radioscopique avec bismuthage de l'estomac. Mais, faute d'un appareil suffisamment puissant pour suivre les évacuations intestinales et étant donné les difficultés d'examen chez le chien, nous avons renoncé à ce procédé de recherche. A ce sujet, Tuffier décrit ses examens radioscopiques divers dans un article de la *Presse médicale* du 11 décembre 1907, et voici ses conclusions pour le cas qui nous intéresse de gastro-entérostomie avec pylore perméable chez un chien :

Il fait absorber à 10 heures du matin 20 gr. de bismuth dans 100 gr. d'eau, plus une bouillie quelconque. A 11 heures, pas de passage de bismuth, pas de contractions stomacales. A 2 heures seulement, on constate quelques mouvements péristaltiques, poussant les aliments toujours dans la direction du pylore. Il apparaît bien que ces contractions très fortes de l'estomac doivent fermer toute autre communication avec l'intestin.

A 2 heures 1/2, on assiste à la traversée pylorique, *confirmée par le trajet suivi par la masse bismuthée.* Tout l'abdomen s'est ensuite rempli de points sombres par le séjour des masses alimentaires dans l'intestin grêle et il a été impossible de constater directement *si la bouche chirurgicale secondaire avait fonctionné.*

Donc, pour les gastro-entéro-anastomoses, avec perméabilité du pylore, il suffit, ajoute Tuffier, d'avoir vu, *sur l'écran,* la force des contractions de l'estomac et leur direction uniforme vers le pylore pour être persuadé qu'une bouche anastomotique est fatalement fermée quand le pylore est libre.

Sur le chien examiné, cette opinion a été confirmée par ce fait *que le contenu de l'estomac est passé directement dans le duodénum.* Avec la longueur du duodénum chez le chien, il est facile de constater que *tout passe par le pylore et rien par la bouche anastomotique.*

L'auteur avoue lui-même dans la première partie de l'observation que l'examen radioscopique ne lui a pas permis de constater si la bouche chirurgicale secondaire avait fonctionné ; il déclare ensuite que *tout passe par le pylore et rien par l'anastomose.*

Nous avons été frappé, d'autre part, du nombre d'heures que l'estomac a mis à se vider chez le chien en expérience de Tuffier : le repas a été absorbé à 10 heures ; les contractions de l'estomac et son évacuation n'ont commencé qu'à 2 heures. Tuffier fait plus loin remarquer que, contrairement à un estomac anastomosé pour sténose du pylore et où le début d'évacuation est rapide, l'estomac avec pylore perméable, et malgré la bouche anastomotique, conserve les aliments pendant le temps normal et les expulse uniquement par le pylore.

Tant de précision nous paraît impossible. Nous avons préféré nous rendre compte de visu du fonctionnement de l'anastomose en pratiquant une laparotomie exploratrice après l'intervention. Dans ce but, les chiens opérés ont été conservés pendant plusieurs mois, puis laparotomisés de nouveau immédiatement après absorption d'une bouillie alimentaire. Comme le montre chaque observation, il est facile de se rendre compte par quelle voie se fait l'évacuation intestinale : le fonctionnement de l'anastomose est ainsi beaucoup mieux observé.

Pour plus de précision, nous avons exprimé successivement les anses duodénale et anastomotique et nous les avons laissé se remplir par la seule force des contractions stomacales. Nous avons également pu établir un barrage provisoire au niveau du duodénum, immédiatement en avant de l'anastomose, afin de nous rendre compte de la voie suivie par la masse alimentaire. Dans la majorité des cas, la première anse jéjunale a été anastomosée à l'estomac ; dans deux autres observations, une anse grêle quelconque, assez distante du duodénum, a été anastomosée afin de pouvoir nous rendre compte du fonctionnement de la bouche artificielle par les modifications de l'état général du chien et son état de dépérissement. Dans tous les cas, l'anastomose a été faite le plus près possible du pylore, de façon à nous rapprocher des conditions physiologiques normales.

Les constatations faites directement chez les chiens du laboratoire de M. le Professeur SURMONT sont opposées à celles de TUFFIER.

Nous avons au contraire été frappé de la rapidité d'évacuation de l'estomac, au point qu'ayant donné à la même heure, à deux chiens différents, un repas bismuthé abondant, dans le but de les examiner en période de digestion, et après avoir laparotomisé l'un des deux chiens et suturé de nouveau, il s'est trouvé que l'estomac du second animal était presque vide au moment de l'examen, au maximum 3/4 d'heure après le repas. La laparotomie ayant été inutile dans ce dernier exemple, les repas furent distribués aux chiens immédiatement avant l'opération. Toujours nous avons pu remarquer cette rapidité d'évacuation autant à l'examen radioscopique qu'à l'examen direct par la laparotomie.

Observation I (10 février 1908)

Gastro-entérostomie postérieure

Chienne de petite taille.

Après toilette complète et incision de 7 à 8 cm. sur la ligne médiane, on pratique une gastro-entérostomie postérieure en avant du côlon, avec la première anse jéjunale.

La bouche ainsi faite a environ 1 cm. 1/2.

Les sutures sont faites au fil de chanvre préalablement stérilisé.

Les suites opératoires sont satisfaisantes. Pas de vomissements les jours suivants.

En avril, après absorption d'un lait de bismuth, la chienne est radioscopée ; on voit bien les contractions normales de l'estomac ; peu à peu, les boudins bismuthés s'éliminent et on peut suivre facilement leur progression dans l'intestin grêle.

Il nous semble d'autre part impossible, après plusieurs essais, de nous rendre compte si le bismuth suit la voie pylorique normale ou si le liquide bismuthé passe également par l'anastomose, que l'on ne peut d'ailleurs pas découvrir à l'examen radioscopique.

Le 15 mai 1908, c'est-à-dire quatre mois après la gastro-entérostomie, on pratique une nouvelle laparotomie pour procéder à l'examen de l'anastomose et de son fonctionnement. On avait auparavant fait absorber à l'animal un repas solide (bouillie de riz, pain, viande).

On constate une adhérence parfaite des sutures séreuses. Pas de réaction péritonéale de voisinage. L'estomac, fortement distendu par le repas que l'animal vient de prendre, fait irruption hors de la cavité abdominale, avec l'anse intestinale y anastomosée.

Nous obturons momentanément avec le doigt, le pylore d'une part, l'anse anastomotique efférente d'autre part, et nous vidons par expression tout ce segment d'intestin.

L'obstacle au libre cours de la masse alimentaire étant levé, il nous est facile de remarquer nettement que l'anse pylorique et l'anse jéjunale anastomosée se remplissent *simultanément*, ne laissant pas supposer que c'est le contenu de l'anse pylorique qui a pu progresser jusqu'au niveau de la bouche artificielle.

Pour plus de précision, après expression faite comme plus haut, nous comprimons le duodénum entre le pouce et l'index, immédiatement avant l'anastomose, empêchant de cette façon le contenu de l'anse pylorique de venir dilater l'anse jéjunale anastomosée. Tous les résultats ont été concordants. La bouche nouvellement créée fonctionnait dans ce cas et aussi bien que le pylore.

Tout ceci a été fait sans exercer de compression sur l'estomac laissé à lui-même.

La compression avec la main en masse de l'estomac chasse de façon égale la bouillie alimentaire à la fois par le pylore et par la bouche d'anastomose.

La paroi abdominale est suturée à nouveau au fil de chanvre.

Guérison de l'animal.

Observation II (17 février 1908)

Gastro-entérostomie postérieure. — Ligature du pylore au catgut.

Dans le but de nous rapprocher des cas pathologiques suivants : spasme du pylore ; pylores imperméables momentanément, mais susceptibles de retrouver leur perméabilité, nous décidons de pratiquer une sténose artificielle momentanément complète, mais devant disparaître après une semaine ou deux.

Nous avions en vue l'expérience de Kelling, dans laquelle il montre qu'une anastomose qui fonctionne, loin de s'oblitérer, s'agrandit plutôt ; nous voulions voir également quelles en seraient les modifications par comparaison avec les bouches anastomotiques, le pylore restant toujours perméable.

Nous avons alors pratiqué une ligature du pylore avec un catgut 3 double, enfoui dans un surjet séro-séreux.

L'expérience porte sur un chien de grande taille, chez lequel on fait une gastro-entérostomie postérieure avec la première anse jéjunale. L'anastomose de 3 cm. de bouche est faite dans la région pylorique à 2 cm. 1/2 à 3 cm. de l'orifice du pylore.

Aussitôt les sutures faites, il est facile de se rendre compte que la ligature posée à l'orifice de sortie de l'estomac empêche tout passage dans le duodénum.

Suites opératoires bonnes. Pas de vomissements. Bon état général.

Le 27 mai 1908, nouvelle laparotomie, qui permet de constater que la bouche fonctionne parfaitement et que la bouillie alimentaire que l'animal vient de prendre passe facilement et spontanément par l'orifice artificiel.

On répète ici les mêmes expériences concluantes que pour le chien de l'observation I.

L'examen du pylore laisse percevoir un léger épaississement consécutif à la ligature. Le catgut semble totalement résorbé. Le pylore a recouvré certainement sa perméabilité, l'évacuation de l'estomac se faisant nettement en partie par son orifice.

Les anses pylorique et anastomotique efférentes se

remplissent simultanément et indépendamment l'une de l'autre.

Il nous a été impossible de nous rendre compte, par l'introduction du doigt, du degré de perméabilité exacte du pylore, l'estomac n'ayant pas été réouvert, car l'animal ne devait pas être sacrifié.

Suture de la paroi abdominale. Guérison.

Observation III (24 février 1908)

Gastro-entérostomie postérieure. — Anastomose du duodénum mobile chez l'animal opéré

Chienne de grande taille. Suites opératoires normales. — Pas de vomissements.

Le 22 mai 1908, la chienne, dont l'état général est parfait, est laparotomisée de nouveau, après un repas composé de bouillies et de viande.

La perméabilité de l'anastomose ne fait ici encore aucun doute ; les aliments passent spontanément par l'orifice. Suture de la paroi.

Le 27 mai 1908, l'animal, ayant beaucoup souffert de la récente opération, est sacrifié.

La paroi mal réunie est en voie de suppuration ; l'intestin est rouge ; il y a quelques fausses membranes symptomatiques d'une péritonite à son début.

L'estomac, enlevé avec les anses intestinales qui lui font suite, est ouvert le long de la petite courbure. La bouche ne s'est pas rétrécie. L'accolement est intact. L'estomac est de taille moyenne.

L'anastomose a été faite dans la région pylorique à 5 cm. environ du pylore ; l'anse duodénale a été retournée comme il est indiqué, se trouve bien dans la continuité de l'estomac et paraît remplacer avantageusement le pylore.

Observation IV (6 mars 1908)

Gastro-entérostomie postérieure. — Anastomose du duodénum.

Chienne de 10 kil. 500.

Nous essayons ici chez l'animal en expérience de provoquer une sténose permanente du pylore par une ligature double au fil ordinaire. Cette ligature est ensuite enfouie par un surjet séro-séreux incomplet en arrière, le pylore étant difficilement mobilisable.

La gastro-entérostomie est pratiquée selon le mode opératoire ordinaire; la bouche a environ 2 centim.

Suites normales; pas de vomissements.

Le 22 mai 1908, la chienne, qui a maigri de 10 kil. à 6 kil. 800, mais conserve un bon état général, est laparotomisée de nouveau. Nous avons eu soin de lui faire prendre un repas immédiatement avant le chloroforme.

L'examen du pylore montre la présence d'une induration assez marquée, sans qu'il soit possible de trouver trace des fils de ligature.

Le pylore est ici encore nettement perméable. Il nous est facile de faire passer à volonté le contenu de l'estomac dans le duodéum et inversement. Le duodéum, exprimé préablement, ne tarde pas à se remplir spontanément.

Quant à l'anse anastomotique, elle fonctionne également bien. L'anse afférente étant exprimée, le contenu stomacal ne tarde pas à y refluer assez brusquement par l'intermédiaire de la bouche artificielle.

On constate de légères adhérences au voisinage.

Observation V (13 mars 1908)

Gastro-entérostomie postérieure. — Anastomose d'une anse grêle quelconque.

Chienne de 6 k. 400 ; bouche de 3 cm.

Au lieu de faire l'incision de l'estomac dans le point le plus proche possible de l'orifice pylorique, l'anastomose est faite sur la paroi postérieure de l'estomac, sur la grosse tubérosité dans la région de la courbure.

Les suites sont mauvaises : l'animal vomit le 14 et le 15. Il a, les jours suivants, peu ou pas d'appétit et se cachectise de plus en plus.

On le retrouve mort le 27 mars 1908.

A l'ouverture, on constate de nombreuses adhérences sans péritonite généralisée. Les sutures anastomotiques sont intactes. L'incision de l'estomac, le long de la petite courbure, montre que le fil des ligatures s'élimine à l'intérieur.

Il existe, en avant de l'anastomose, dans la région sous-pylorique, une plaque grisâtre, occupant une partie du duodénum, dont la nature ne nous paraît pas bien déterminée.

La bouche anastomotique fonctionne très mal : l'estomac, distendu par de l'eau sous pression, se vide difficilement, aussi bien par l'anastomose que par le pylore.

Observation VI (16 mars 1908)

Gastro-entérostomie postérieure. — Ligature du pylore

L'anastomose est faite avec la première anse jéjunale. La bouche a 3 cm. de longueur.

Le pylore est lié au fil ordinaire, avec enfouissement par un surjet séro-séreux. L'expérience porte sur un chien de taille moyenne de 9 k. 200. Suites opératoires mauvaises. Vomissements incessants aussitôt l'intervention.

L'animal meurt le 20 mars 1908.

On trouve peu de réaction péritonéale. Les sutures sont normales et intactes ; l'estomac paraît bilobé. La région pylorique est fortement épaissie et la musculeuse stomacale, épaisse dans cette région, paraît être en contracture. Il semble qu'il y ait eu effort de révolte de l'estomac, dans le but de surmonter l'obstacle apporté à son évacuation.

L'estomac, étant rempli d'eau, ne se vide pas par la bouche anastomotique, l'épaississement de la région étant, à notre avis, la cause du non-fonctionnement de la bouche.

La sténose du pylore est complète et absolument imperméable.

Comme conclusion de cette observation, nous croyons bien que le défaut de fonctionnement de la bouche reconnaît ici comme cause la contraction ou contracture, dans le cas présent, de la tunique musculaire. Il faut faire observer, d'autre part, que la sténose se produisant aussi brusquement est rare, sauf les cas d'obstruction par corps étranger. En général, l'obstruction se faisant insensiblement, les tuniques de l'estomac se laissent plutôt distendre peu à peu, et l'on n'observe pas ce qui s'est passé chez l'animal en expérience.

Observation VII (13 avril 1908)

Gastro-entérostomie postérieure. — Anastomose de la première anse jéjunale

Comme la radioscopie ne donnait que des renseignements incertains sur le fonctionnement de la bouche, il nous est venu à l'idée de fixer sur l'anse anastomotique efférente : d'une part, sur le duodénum, près de l'orifice pylorique ; d'autre part, *des anneaux de fil d'argent*, qui pourraient plus tard nous servir de repère.

Sur une chienne de grande taille, après avoir pratiqué une gastro-entérostomie postérieure, avec une bouche de 2 cm., nous avons donc :

1° fixé un anneau de fil d'argent assez mince à 2 cm. ou 3 cm. du pylore, sur le duodénum ; cet anneau était maintenu sur le bord libre de l'intestin par un point séreux à la soie, sur le bord mésentérique, par son passage à travers le mésentère, en évitant toute lésion des vaisseaux ;

2° deux anneaux parallèles, fixés de la même façon, entourent de même l'anse anastomotique efférente.

Tout passage de masses bismuthées devait nous indiquer quelle était la voie suivie.

Les suites opératoires ont été normales. Pas de vomissements.

Le 15 mai 1908, après repas bismuthé, nous procédons à l'examen radioscopique, qui, à notre grand désappointement, nous donne peu de résultats.

Les anneaux n'étant pas suffisamment forts, leurs contours sont peu nets et obscurs. Nous voyons bien l'élimination des masses bismuthées se faire régulièrement ; les contractions de l'estomac se dessinent aussi avec netteté. Il nous est impossible de déterminer exactement si la bouche fonctionne normalement.

Il est à regretter que le temps nous ait manqué, car nous croyons que l'examen aurait été beaucoup plus instructif et profitable si nos anneaux avaient été de gros fil d'argent. Nous n'avons pu répéter l'expérience.

A la fin de mai, nous faisons, comme dans les autres observations, l'examen de la bouche, dont les sutures sont intactes et d'adhérence parfaite. Les fils métalliques sont à leur place primitive ; l'anneau pylorique seul est entouré de masses fibreuses et fortement épaissies. Tous trois sont sectionnés et enlevés facilement.

L'évacuation s'étant faite rapidement, comme chez la majorité des chiens gastro-entérostomisés, la pression de l'estomac presque vide ne nous permet pas de nous rendre un compte exact du fonctionnement de la bouche.

CONCLUSION

EXPÉRIMENTATION CHEZ LE CHIEN

En face de tout cet ensemble de faits expérimentaux, et dans le cas d'une gastro-entérostomie avec pylore perméable, sommes-nous en droit de conclure au fonctionnement régulier de la bouche artificielle ou, au contraire, y a-t-il évacuation de l'estomac uniquement par le pylore?

La technique et le procédé opératoires, les différentes variétés de sutures ou d'anastomose, restent-ils indifférents vis-à-vis du fonctionnement de la bouche ?

L'orifice artificiellement créé a-t-il une tendance spontanée à la guérison avec oblitération complète? Si cette oblitération existe, est-elle secondaire ou primitive?

Autant de questions qu'il est difficile de trancher de façon catégorique.

1° Si nous nous plaçons dans le cas des chiens dont nous avons rapporté les observations, chez lesquels des gastro-entérostomies postérieures avec grande bouche anastomotique ont été pratiquées dans les conditions indiquées dans notre travail, nous nous croyons en droit de conclure au *fonctionnement de l'anastomose dans la grosse majorité des cas.*

L'évacuation d'une bouillie alimentaire ingérée se fait *indistinctement par le pylore et par l'orifice artificiel.* Nous avons pu nous en assurer après la laparotomie, n'ayant pas cru pouvoir nous en rapporter aux autres moyens d'exploration. La radioscopie, comme on l'a vu, difficilement applicable chez le chien, ne donne que des résultats incertains. Les procédés de repas à la ficelle, par cheminement de corps étranger, ne prouvent pas que rien ne passe par l'orifice gastro-intestinal. Le trajet suivi a été pourtant, dans quelques cas, celui de la voie artificielle.

Par contre, l'anastomose de l'estomac, avec la fin de l'intestin grêle, ou avec le gros intestin, et la cachexie particulière qui en est la conséquence prouvent que le fonctionnement a été sinon complet, du moins partiel, au point d'amener chez l'animal plus ou moins rapidement cet état de dépérissement que nous avons signalé ;

2° La technique et le procédé opératoires ont-ils leur importance ?

Nous croyons bien que chez l'homme tous les chirurgiens sont d'accord à donner la première place à la *gastro-entérostomie postérieure décrite par Von Hacker.* On comprend facilement qu'une anastomose faite sur la paroi antérieure de l'estomac et pour peu que l'orifice soit étroit, ne soit pas favorable à une évacuation de l'estomac par son intermédiaire, alors que le pylore est dans une situation bien plus avantageuse; à tous les points de vue.

Le procédé en Y de Roux, a été relativement peu employé par rapport aux deux autres méthodes.

Nous pouvons conclure de nos expériences que le procédé de Von Hacker donne des résultats aussi satisfaisants chez le chien que chez l'homme. La seule gastro-entérostomie antérieure que nous ayons faite nous a donné des résultats fâcheux (Observat.).

La préférence sera accordée également aux sutures faites au fil de soie ou chanvre, qui ont l'avantage, ainsi que Kelling l'a montré, d'accoler exactement les divers plans de l'estomac et de l'intestin.

Elles permettront d'autre part, de donner à l'incision la longueur que l'on jugera le plus favorable, les petits orifices pouvant à la rigueur s'obturer plus ou moins complètement si l'on admet le glissement possible de la muqueuse et son rôle de soupape à l'égard de l'orifice anastomotique;

3° La troisième question qui se pose est celle de *la tendance spontanée à la guérison et l'oblitération de la bouche.*

Après quatre mois, nous n'avons jamais remarqué chez les chiens opérés que l'orifice se fût rétréci. La perméabilité était toujours complète. La bouche nous a toujours paru telle qu'elle avait été pratiquée, sans grande modification.

Par conséquent, nous ne pouvons pas dire, comme MUNRO a cru pouvoir le faire chez l'homme, dans un cas, qu'elle s'était agrandie.

ÉTUDE CLINIQUE

Nous n'envisageons, dans ce troisième chapitre, que les malades atteints de sténose incomplète. Ces sténoses sont en général consécutives à un ulcère ancien, quelquefois chronique et latent.

Il est bien entendu que nous éliminons toutes les néoplasies de l'estomac, de même que les sténoses complètes du pylore, de quelque nature qu'elles soient.

Chez tous les malades dont nous allons rapporter les observations, le diagnostic de sténose cicatricielle a été posé avant l'intervention: le traitement médical a été tenté souvent avec amélioration sensible par le régime suivi. Ce mieux n'ayant pas persisté ou ne s'étant fait sentir que sur une partie des symptômes observés, la gastro-entérostomie a été faite suivant le procédé de Von Hacker.

Les différentes fonctions de l'estomac chez nos malades étaient avant l'intervention plus ou moins profondément troublées ; la gastro-entérostomie les a souvent modifiées, améliorées ; souvent encore, elle a pu insensiblement les ramener à l'état normal.

L'appréciation des résultats a été poussée aussi loin que possible et basée sur l'étude des fonctions motrices et sécrétoires.

Nous envisageons donc les résultats aux différents points de vue suivants :

1° *Fonctions sécrétoires ;*

2° *Fonction motrice* de l'estomac. Son évacuation ;

3° *Fonctionnement de l'anastomose* et de l'orifice pylorique ;

4° *État général des malades.* Symptôme douleur. Évacuation intestinale.

TECHNIQUE

Les moyens cliniques d'exploration, la percussion, palpation, insufflation en particulier, nous ont permis de fixer les limites de l'estomac et surtout la limite inférieure de l'organe par rapport à l'ombilic. En second lieu, nous avons recherché le bruit de clapotage et procédé à l'examen de l'estomac à jeun avec exploration à la sonde et recherche du liquide résiduaire.

Le repas d'épreuve d'Ewald a été utilisé pour l'étude du chimisme et de la précocité ou le retard d'évacuation.

L'analyse des liquides résiduaires et du repas d'Ewald a été faite dans tous les cas au laboratoire de pathologie expérimentale par M. le Docteur Dehon, suivant le procédé chlorométrique classique de Hayem et Winter.

TECHNIQUE RADIOSCOPIQUE

Pour procéder à l'étude du fonctionnement de la bouche anastomotique et du pylore, on a suivi la technique suivante :

Les malades, à jeun depuis la veille au soir, recevaient le matin 400 grammes de purée de pommes de terre à laquelle on avait incorporé 40 grammes de sous-nitrate de bismuth.

L'examen radioscopique avait lieu 3/4 d'heure environ après l'ingestion du repas.

On s'est servi de grosses ampoules Müller à refroidissement, alimentées par une bobine de 50^{cm} d'étincelle (interrupteur Wehnelt). Nous avons pu de cette façon nous rendre compte assez nettement des évacuations bismuthées.

Observation I

(Malade de MM. Surmont, Dehon, Drucbert)

28 novembre 1905. — Mme V. B., 32 ans, est une dyspeptique de vieille date, en ce moment anémiée en raison de l'anorexie nerveuse qui vient compliquer son état gastrique. Poids actuel : 40 k. 500.

On peut relever, dans les antécédents de la malade, un début de tuberculose 8 ans auparavant, avec de la pleurésie sèche à gauche. Jamais de signes nets d'ulcus gastrique.

Actuellement, l'estomac est descendu de 3 ou 4 travers de doigt : il est à la fois ptosé et dilaté, et clapote jusqu'au pubis. — L'exploration de l'estomac montre l'existence d'un syndrome de Reichmann très net, avec stase à jeûn, caractéristiques d'une sténose incomplète du pylore.

30 janvier 1906. — Le traitement médical a donné de bons résultats ; la malade accuse un mieux très sensible correspondant à une augmentation de poids de 7 kil. Les selles sont très régulières, quotidiennes. L'appétit est excellent.

24 avril 1906. — La malade un peu fatiguée, a maigri de 2 kgrs.

8 octobre 1906. — Il se produit une rechute sans cause appréciable. La malade insiste sur les crises de rétention gastrique se produisant tous les 8 ou 10 jours.

Le diagnostic de rétrécissement du pylore incomplet avec ptose se confirme pleinement. — L'insufflation montre, en effet, que la petite courbure est à 1 travers de doigt 1/2 au-dessus de l'ombilic et la grande courbure à 3 travers de doigt au-dessous.

Le liquide résiduaire extrait, 94 $^{cm^3}$ environ, de couleur verdâtre, odeur fade, contenant des granulations albumineuses et des matières amylacées, ne renferme pas de débris de fibres musculaires.

L'analyse chimique accuse une réaction acide au tournesol, réaction de Gunzburg positive, acidité totale 0,167.

L'extraction d'un repas d'épreuve est complète après 60 minutes.

L'analyse chimique est la suivante :

A = 0,186 — T = 0,284 — H = 0,015 C = 0,175 F = 0,86. Traces d'acide lactique.

30 octobre 1906. — La gastro-entérostomie est pratiquée par M. le docteur Drucbert suivant le procédé de Von Hacker.

On constate la présence d'un rétrécissement cicatriciel siégeant sur les 3/4 de la circonférence postéro-inférieure.

Suites opératoires normales. Résultats excellents.

5 novembre 1906. — L'évacuation se fait plus complètement et plus régulièrement.

Le chimisme s'est également modifié et est devenu légèrement hypopeptique 2 mois après l'opération.

Résultats. — Actuellement, 21 janvier 1909, l'examen de la malade suivant la technique ordinaire donne les résultats suivants :

1° *Les troubles sécrétoires* se sont notablement amendés. La malade est devenue hypopeptique.

L'analyse du repas d'épreuve donne les chiffres suivants après 60 minutes :

A = 0,110 T = 0,239 — H + C = 0,166 — F = 0,073.

2° *Les troubles moteurs*, si accusés, ont également

rétrocédé, et l'évacuation, quoiqu'encore un peu retardée, se fait dans de bonnes conditions.

3° *Ici encore le fonctionnement de la néobouche* est manifeste, et c'est par cet orifice que se fait en majeure partie l'évacuation de l'organe, ainsi que le prouve l'examen radioscopique. — Le pylore est resté perméable partiellement et la masse alimentaire bismuthée emprunte l'une et l'autre voie.

3° *État général* parfait. — La malade a repris 10 k.

Cette observation, assez complexe, nous montre la coexistence d'un rétrécissement incomplet du pylore avec ptose de l'estomac.

La création d'un orifice artificiel a fait disparaître les troubles dus au rétrécissement incomplet du pylore.

La motricité également a été améliorée et on peut constater que l'évacuation est devenue presque normale.

Bien qu'en général la gastro-entérostomie passe pour être peu favorable dans les cas de sténose pylorique, s'accompagnant de ptose gastrique, il faut reconnaître que dans le cas particulier, l'intervention a donné un résultat très satisfaisant à tous points de vue.

Observation II

(malade de MM. Lefort et Legrand)

Avril 1907. — P..., Désiré, tisseur, souffre de l'estomac depuis 19 ans et accuse nettement de la douleur au creux épigastrique avec sensation de brûlure perpétuelle. Il a de fréquentes régurgitations acides avec crises intermittentes hyperchlorhydriques suivies d'intolérance gastrique et vomissements.

Le malade a présenté nettement la douleur en

broche caractéristique de l'ulcère et se rappelle aussi avoir eu des melœna.

Les douleurs, calmées au début par l'absorption d'aliments et la médication alcalino-terreuse, sont peu à peu devenues continuelles, nuit et jour. Constipation opiniâtre.

2 ou 3 ans avant l'intervention chirurgicale, le malade a remarqué que les vomissements, de plus en plus fréquents et survenant par intermittence, contenaient parfois des aliments absorbés quelques jours avant.

A d'autres moments, l'alimentation se faisait de façon régulière et le calme relatif qu'éprouvait le malade lui faisait espérer une guérison proche.

L'estomac était douloureux à la palpation et assez dilaté. Le chimisme stomacal n'a pas été fait.

Le diagnostic de rétrécissement incomplet cicatriciel du pylore, accompagné de syndrome de Reichmann, s'imposait cliniquement.

La gastro-entérostomie, seul traitement valable dans ce cas, est pratiquée par M. le Docteur Lefort le 22 avril 1907.

Le pylore est tellement épaissi et induré que l'existence d'un néoplasme de cette région paraît possible. Un examen plus approfondi fait constater que seul le tissu de cicatrice en grande abondance donne l'illusion d'un néoplasme.

L'anastomose gastro-intestinale est pratiquée suivant le procédé de Von Hacker, postérieure transmésocolique.

Suites opératoires normales. Quelques jours de régime lacté avec reprise progressive de l'alimentation. Selles biquotidiennes avec diarrhée pendant 3 ou 4 jours. Pas de coliques.

Résultats. — 1° *La fonction sécrétoire* n'a pu être

étudiée chez ce malade. Il faut pourtant signaler la disparition des régurgitations acides et des sensations de brûlures stomacales, sur lesquelles le malade avait à plusieurs reprises attiré l'attention ;

2° *Les troubles moteurs* ont été profondément modifiés du fait de la gastro-entérostomie. L'évacuation d'une bouillie bismuthée, suivie sur l'écran, se fait régulièrement. Les dimensions de l'estomac sont de nouveau normales. Pas de stase ni rétention ;

3° *La bouche anastomotique* fonctionne parfaitement et seule, à l'exclusion du pylore, par lequel la bouillie bismuthée ne semble pas passer, au cours de l'examen radioscopique.

4° *L'état général* est aussi bon que possible. Le malade a gagné 16 kgr. Malgré les avis du médecin, le malade n'a suivi aucun régime. Plus de douleurs ni vomissements. Évacuation intestinale régulière.

Observation III

(Malade de MM. Surmont, Dehon, Drucbert)

Juin 1907. — M. S..., Amédée, 33 ans, dyspeptique depuis l'enfance, a présenté vers l'âge de 17 ans des phénomènes de sténose incomplète du pylore. Il est également albuminurique (1) depuis longtemps déjà.

Pendant plus de douze ans, le malade a suivi patiemment un régime alimentaire sévère. Aucune modification appréciable ne s'est manifestée au point de vue des troubles moteurs de l'estomac.

(1) Cette albuminurie a pu pendant quelques années être rattachée à une origine digestive jusqu'au jour où le malade présenta les signes de néphrite calculeuse, diagnostic qui fut vérifié au cours d'une néphrotomie pratiquée le 15 janvier 1908 par M. le Professeur Carlier.

Actuellement, en juin 1907, l'estomac descend très bas : la limite inférieure en est à un travers de main au-dessous de l'ombilic. L'estomac est manifestement ptosé en même temps que dilaté.

Le malade se plaint vivement de la difficulté qu'il éprouve à évacuer ses repas et consent aisément à se laisser gastro-entérostomiser.

A l'examen, on constate un retard d'évacuation assez considérable : le chimisme est un peu hyperchlorhydrique.

La gastro-entérostomie est pratiquée le 20 juillet 1907 par M. le docteur Drucbert.

On constate que l'estomac est nettement en ptose. Il descend au pubis. Le pylore est situé très bas et l'on y remarque une bride large et rubanée.

Gastro-entérostomie postérieure transmésocolique. Bouche de 6 cm.

Les suites opératoires ont été très bonnes. L'amélioration de l'état gastrique se fait progressivement sentir.

Quelques mois après l'opération, l'estomac se vide bien.

Résultats. — L'examen successif des fonctions sécrétoires et motrices donne les résultats suivants :

1° *L'analyse chimique* d'un repas d'Ewald pratiqué en Janvier 1909, 90 minutes après l'ingestion donne : A = 0,209. T = 0,337. H + C = 0,146. F = 0,191.

Il existe encore un léger degré d'hyperchlorhydrie ;

2° *La fonction motrice*, par contre, a été améliorée d'une façon très notable. 90 minutes après le repas, l'estomac ne contient plus que quelques cm^3 de liquide.

3° *L'anastomose gastro-intestinale* fonctionne manifestement à l'exclusion du pylore. L'exploration radioscopique après bismuthage de l'estomac permet de se rendre compte que l'évacuation se fait régulièrement par l'orifice artificiel et que l'ancien pylore ne livre passage à aucun fragment bismuthé ;

4° *L'état général* du malade est aussi bon que possible. Son poids, primitivement de 96 livres, atteint actuellement 106 livres, malgré l'existence d'une néphrite chronique vraisemblablement d'origine calculeuse, ainsi qu'il a été dit plus haut.

Observation IV

(Malade de MM. Dehon et Drucbert)

4 août 1907. — D.., Achille, 45 ans, garçon brasseur, avoue des habitudes d'intempérance.

Se présente à la consultation le 4 août 1907. Poids 71 k. 200 après le repas de midi. Le malade accuse depuis 2 ans environ des troubles gastriques qui permettent d'emblée le diagnostic d'hyperchlorhydrie. Depuis 2 mois surtout, les douleurs ont fortement augmenté, elles s'irradient nettement du côté du dos. Le malade présente également des crises de vomissements acides, tardifs. Il a maigri de 6 kilogr. La constipation est opiniâtre. Ni albumine ni sucre.

Quelques douleurs de sciatique à droite avec signe de Lasègue. Artério-scléreux avec hypertension marquée. 21 à 22 au sphygmomanomètre de Potain ; le cœur gauche est nettement dilaté ainsi que le montrent la percussion et l'examen radioscopique ; le foie déborde les fausses côtes de 2 travers de doigt. Le teint du malade est jaunet. Il existe une ébauche de circulation collatérale abdominale et des hémorrhoïdes.

Examen à jeun. L'estomac descend à 3 travers de doigt au-dessous de l'ombilic. Il y a un résidu assez considérable

(300 gr.) contenant des aliments macroscopiquement reconnaissables.

HCl libre en grande quantité.

L'acidité totale est de 0.247. La recherche de l'acide acétique est positive.

Malgré l'absence d'hématémèses, *le diagnostic* porté est donc le suivant : ulcère chronique du pylore et sténose incomplète, avec coexistence d'un syndrome de Reichmann assez accusé : début de cirrhose hypertrophique alcoolique, artério-sclérose.

Le traitement consiste en absorption d'eau chaude le matin pour favoriser l'évacuation gastrique, pansements au bismuth. Alimentation par des potages aux féculents alcalino-terreux en assez grande quantité.

Poids : 71 kil. 300 gr.

25 août. — On constate un mieux sensible dans l'état du malade. Plus de vomissements, plus de douleurs. Léger appétit. Après ingestion d'eau chaude, l'estomac clapote à un travers de doigt au-dessous de l'ombilic. Les phénomènes dus au spasme pylorique ont donc sensiblement disparu.

29 septembre 1907. — Poids : 74 kil. à jeun.

Mieux persistant. La limite inférieure de l'estomac atteint l'ombilic. Même traitement avec addition de fruits cuits doux.

29 octobre 1907. — Poids : 75 k. 800.

Pyrosis depuis quelques jours. 1 heure 1/2 après l'absorption d'un verre d'eau chaude le matin, le clapotage de l'estomac est très appréciable, bien que la limite inférieure soit la même.

Tous aliments, sauf les potages, sont supprimés de nouveau.

3 novembre 1907. — Poids : 73 k.

La dilatation stomacale n'a pas augmenté, quoique le clapotage soit toujours très perceptible.

1er décembre 1907. — Poids : 72 k. 800.

L'amaigrissement est progressif et paraît lié à des crises de diarrhée hyperchlorhydrique. Petite poussée de flux hémorrhoïdaire.

18 janvier 1908. — Plus de diarrhée, toujours des traces de sang hémorrhoïdaire dans les selles. Le toucher rectal ne révèle aucune lésion rectale capable d'expliquer la procidence des hémorrhoïdes.

24 janvier 1908. — Le malade se plaint de pyrosis très accusé avec vomissements alimentaires, qui terminent les crises d'hyperchlorhydrie tardive.

Le résidu de l'estomac à jeun dépasse 200^{cm^3} et est constitué par un liquide riche en HCl libre renfermant des débris alimentaires. Traitement par les pansements bismuthés.

12 février 1908. — Poids 69 k. 700. L'amaigrissement est progressif malgré une alimentation suffisante. Les douleurs redeviennent fréquentes avec des vomissements quotidiens.

L'intervention paraît indispensable. Elle est pratiquée le 17 février 1908 par le Docteur Drucbert. Gastro-entérostomie postérieure de Von Hacker.

Bouche large de 8 cm. Le pylore est attiré très difficilement : il est le siège d'un rétrécissement assez serré et formant une zone fibreuse très limitée. Il y a des adhérences de la face postérieure de l'estomac avec un peu de périgastrite au niveau de la petite courbure.

Le foie est volumineux ; sa capsule est épaisse. La vésicule est grosse.

18 février 1908. — Quelques vomissements. Température normale.

19 février 1908. — Suites bonnes. Lait et eau de chaux.

Reprise progressive les jours suivants de l'alimentation, purées, tapioca, etc...

3 mars 1908. — L'opéré quitte le Pavillon V. Olivier en bon état. Poids : 68 kil.

14 mars. — L'estomac est vide à jeun. 60 minutes après un repas d'épreuve, on peut extraire un résidu de 400 cm^3, décelant encore un retard notable dans l'évacuation.

Traitement au bismuth et aux alcalins

11 avril 1908. — Poids : 72 kil. 400.

L'estomac clapote à 2 doigts au-dessus de l'ombilic 2 heures après le repas de midi.

Plus d'hémorrhoïdes. Excellent état général.

14 juin 1908. — La limite inférieure de l'estomac se trouve à 3 doigts au-dessus de l'ombilic. Reprise du travail.

Poids : 76 kil.

Résultats. — Examen le 10 décembre 1908.

1° *Chimisme.* — Le chimisme est encore un peu hyperacide. L'analyse du repas d'épreuve a donné les résultats suivants après 60 minutes :

A = 0,191. T = 0,340. H 0,74. C = 0,181. F 0,085 ;

2° *La motricité de l'estomac* a été considérablement améliorée. 10 mois après l'intervention, on peut constater que l'estomac, quoiqu'encore dilaté, a retrouvé une motricité presque normale. L'évacuation se fait beaucoup plus rapidement qu'avant la gastro-entérostomie. Après une heure, la sonde ramène 100 cm^3 de liquide traduisant la rétention partielle ;

3° *L'examen radioscopique,* après absorption d'une bouillie alimentaire bismuthée, nous montre que la *bouche anastomotique seule fonctionne.* On ne perçoit pas le moindre passage de masses bismuthées par l'orifice pylorique ;

4° *L'état général* du malade est également transformé.

Le résultat fonctionnel subjectif est parfait. Plus de douleurs. L'évacuation intestinale est plus régulière et plus fréquente. Le malade nous fait remarquer la fréquence de coliques assez violentes *post prandium* explicables par le passage précoce dans le duodénum d'un liquide encore légèrement hyperacide.

Observation V

(Malade de MM. Dehon et Lambret)

23 février 1908. — Poids 51 k. 200.

R..., Alphonse, 49 ans, retraité du chemin de fer. Pas d'antécédents éthyliques.

Souffre depuis 17 ans de crises typiques d'hyperchlorhydrie en rapport vraisemblablement avec un ulcère pylorique chronique. Jamais d'hématémèse.

Ce malade ressent de si violentes douleurs d'estomac qu'il redoute de s'alimenter. Constipation habituelle.

Examen. — L'estomac, assez dilaté, est douloureux à la palpation.

Au moment de l'examen, c'est-à-dire 12 heures après un repas composé de viande, pommes de terre et pain, l'exploration permet de constater la présence d'un résidu de 200^{cm3} contenant des débris alimentaires nettement reconnaissables.

Chimisme. — Acidité totale 0.167. Présence d'HCl libre.

Traces d'acide acétique et lactique.

60 minutes après le repas d'épreuve d'Ewald, on retire 300^{cm3} de liquide, dont l'analyse donne les résultats suivants :

A = 0,277. T = 0,401. H = 0,168. C = 0,0080. F = 0,153.

Ce malade présente donc une sténose pylorique cicatricielle incomplète, mais il paraît vraisemblable que le spasme pylorique entre pour une grande part dans les phénomènes de stase.

Traitement d'épreuve de 8 jours (Boisson chaude à jeun. Potages. Poudres alcalines).

26 février 1908. — L'estomac est vide à jeun. Les douleurs sont disparues.

5 mars 1908. — Même état.

20 mars 1908. — L'estomac étant toujours vide à jeun, on essaie de reprendre prudemment l'alimentation (viande râpée).

4 avril 1908. — Poids : 55 k.

L'état général reste bon. Le malade reprend de la viande au repas de midi, des légumes et fruits cuits.

17 avril 1908.— L'alimentation des jours précédents a fait reparaître le syndrome pylorique antérieurement constaté dû au spasme surajouté.

La perspective d'une guérison incomplète, qui ne peut se maintenir sans un régime sévère, décide le malade à l'intervention.

La gastro-entérostomie est pratiquée le 1er mai par le Professeur Lambret. La cicatrice pylorique se remarque aisément et toute la région est fixée par de la périgastrite ancienne et de nombreuses adhérences résistantes et bien organisées.

L'intervention a consisté en une gastro-entérostomie postérieure de Von Hacker avec sutures à la soie.

Suites opératoires bonnes.

22 juillet 1908. — Poids : 59 k. 800.

Résultats. — 22 novembre 1908. — Le malade, revu à cette date, va très bien, ne suit aucun régime spécial, peut boire de la bière aux repas sans en ressentir le moindre ennui.

Résultats. — 1° *La motricité de l'estomac*, quoiqu'améliorée, n'est cependant pas parfaite, l'évacuation ne se faisant pas encore dans les délais normaux (130^{cm3}, 60 minutes après l'ingestion du repas d'Ewald) ;

2° A *l'examen radioscopique*, les 2 orifices, pylorique et anastomotique, paraissent fonctionner. Sur l'écran, le pylore se dessine nettement par suite du passage du bismuth. L'anastomose fonctionne également indépendamment de lui ;

3° *Chimisme* presque normal, dont les chiffres sont les suivants :

A = 0, 210 — T 0,325 — H = 0,23 — C = 0,191 — F = 0,111;

4° *Etat général* excellent. Disparition totale de toute douleur ou vomissement. Évacuation intestinale régulière. Pas de coliques.

Observation VI

(Malade de MM. Surmont, Dehon et Drucbert).

Mai 1908. — L....., 44 ans, cultivateur, poids 57 kil. 800, souffre depuis quinze ans de douleurs d'estomac qui, depuis quelques mois, ont pris tous les caractères des crises d'hyperchlorhydrie paroxystique avec vomissements alimentaires. Il existe de la stase suivie d'évacuation de débris alimentaires dont l'ingestion remonte à trois ou quatre jours. Jamais d'hématémèse.

L'état général du malade, son âge, peuvent faire penser à la possibilité d'une transformation cancéreuse de la région pylorique.

L'examen de l'abdomen permet de se rendre compte que l'estomac est très dilaté et que sa limite inférieure descend à quatre travers de doigt au-dessous de l'ombilic. Il existe des mouvements péristaltiques et antipéristaltiques assez accusés.

A jeun, l'estomac contient 150 $^{cm^3}$ de résidu avec des débris alimentaires. Il renferme des traces d'HCl. Acidité, : 0,102.

L'existence d'une sténose cicatricielle du pylore ne paraît pas douteuse. 65 minutes après le repas d'Ewald, la sonde ramène 325 $^{cm^3}$ d'un liquide dont les caractères sont les suivants :

A = 0,292. T = 0,203. H = 0,0028. C = 0,117. F = 0,058.

L'essai d'un traitement médical donne un résultat appréciable, mais insuffisant, étant donnée la condition sociale du malade.

25 mai 1908. — La gastro-entérostomie suivant le procédé de Von Hacker est pratiquée par le docteur Drucbert.

Laparotomie sus et sous-ombilicale : le pylore est mobile. Pas de tumeur. Il existe une cicatrice étoilée au niveau du pylore avec quelques adhérences périgastriques.

La suture de la paroi présente quelques difficultés à cause de l'amaigrissement du malade. Suture au bronze d'aluminium.

Au réveil, l'opéré a un vomissement assez copieux, qui ne s'est plus reproduit depuis.

26 et 27 mai 1908. — L'alimentation est reprise progressivement. Lait et eau de chaux, puis purée de pommes de terre.

13 juin 1908. — Poids : 58 kil. 200.

L'état général est excellent ; le malade grossit peu à peu. Le poids, qui, quelque temps après, a atteint

67 kil. 500, atteint 71 kil. en octobre 1908. Reprise du travail.

L'estomac est vide 10 heures après un repas au lait, pain et œufs.

Novembre 1908. — L'exploration 90 minutes après un repas d'Ewald ramène 175 cmc de liquide teinté de bile.

Les dimensions de l'estomac sont sensiblement les mêmes.

Résultats. — Revu tout récemment, l'examen du malade donne les résultats suivants :

1° *La motricité* de l'estomac s'est sensiblement améliorée et on peut la considérer comme satisfaisante malgré un certain retard d'évacuation. La sonde ramène en effet, 90 minutes après un repas d'Ewald, 125 gr. de liquide légèrement bilieux, ce qui prouve un léger retard d'évacuation ;

2° *L'examen radioscopique*, selon la technique signalée plus haut, témoigne du fonctionnement parfait de l'anastomose mais le pylore ne livre passage à aucun fragment bismuthé.

3° *La fonction sécrétoire*, dont l'examen a été fait par l'analyse du résidu du repas d'Ewald, a été modifiée de la façon suivante :

Après 90 minutes, la sonde retire 125 cc d'un liquide bilieux dont les caractères chimiques sont les suivants : A = 0,171. T = 0,227. H = 0,171. C = 0,086. F = 0,100.

Il existe donc encore un certain degré d'hyperchlorhydrie tardive ;

4° *État général* permet la reprise du travail en octobre 1908. De 58 kil. 200 de poids, le malade atteint 67 kil., puis 71.

Observation VII

(MM. Dehon et Drucbert).

21 juillet 1908. — B..., 30 ans, poids 63 k., se rappelle avoir eu, entre 18 et 20 ans, des *crampes d'estomac* qui se sont améliorées pendant le séjour au régiment. Les douleurs ont réapparu à 27 ans et, depuis, l'état général n'a jamais été bon. B... a maigri beaucoup depuis 6 semaines ; environ de 15 à 16 livres.

Actuellement, l'anorexie est très marquée. En outre le malade a des régurgitations salivaires typiques, se produisant sans douleur.

Il a le teint blême d'un aortique avec chloro-anémie accusée.

L'examen minutieux du poumon et du cœur ne révèle aucune lésion.

L'estomac est très dilaté : sa limite inférieure est à 3 travers de doigt au-dessous de l'ombilic.

La palpation de l'abdomen réveille une douleur en un point fixe qui paraît être le pylore. Jamais de vomissements alimentaires ni de crises typiques hyperchlorhydriques tardives.

L'état anémique fait soupçonner des pertes de sang répétées, dont la cause et le siège sont à déterminer.

L'examen du sang (hémoglobine 60/100 à l'appareil de Sahli ; Hématies : 4 millions 200.000) ne révèle l'existence d'aucun élément qui soit de nature à faire soupçonner le parasitisme intestinal : en particulier il n'existe pas d'éosinophilie notable.

La recherche de la réaction de Weber dans les fèces est positive à plusieurs reprises, tandis que le malade a été soumis à un régime d'épreuve spécial destiné à éliminer toute cause d'erreur.

Le diagnostic d'ulcère chronique du pylore cliniquement très probable fut en outre vérifié par l'exploration fonctionnelle de l'estomac.

Examen à jeun : l'estomac contient 30 cmc. de liquide riche en Hcl libre dont l'acidité est 0,324. En outre, une grande partie du sous-nitrate de bismuth ingéré la veille dans le but de délimiter exactement par la radioscopie les dimensions de l'estomac, est ramenée avec le liquide résiduaire.

Enfin, l'extraction du résidu d'un repas d'Ewald 60 minutes après l'absorption ramène plus de 250 cmc. de liquide dont, les caractères chimiques sont :
A = 0,311. T = 0,455. H = 0,187. C = 0,118. F = 0,130

Le traitement approprié amène une amélioration sensible des douleurs ; mais le malade ne parvient pas à reprendre son poids, et son anémie ne se modifie pas, malgré une médication cacodylique et ferrugineuse intensive par la voie sous-cutanée.

27 août. — Même état. L'examen des fèces montre toujours la présence d'hémoglobine, bien que la viande soit absente du régime,

7 octobre. — Le malade est pris de crises douloureuses, dont le siège est le pylore. La douleur en broche avec retentissement dans le dos est assez caractéristique et s'accompagne de vomissements de liquide résiduaire riche en HCl et en débris alimentaires.

Il est manifeste, d'autre part, que le malade a fait une nouvelle hémorrhagie gastrique, car son état d'anémie s'est subitement accentué notablement. Dès lors, l'intervention chirurgicale s'impose et est acceptée par le malade. Dès ce moment, les signes de sténose s'accusent ; il existe chaque jour à jeun une grande quantité de résidu qu'on évacue à la sonde. Pour permettre une amélioration de l'état général, la gastro-entérostomie est retardée jusqu'au 13 novembre 1908 et pratiquée par M. le Dr DRUCBERT.

Poids : 55 k. 700.

Laparotomie sus-ombilicale, Gastro-entérostomie selon le procedé de Von Hacker.

On constate l'existence d'une cicatrice très serrée adhérente à la face inférieure du foie avec de multiples adhérences récentes et lâches témoignant de la poussée de périgastrique douloureuse qui a suivi la dernière crise.

Suites opératoires bonnes. Quelques troubles pulmonaires.

26 octobre. — Lait, bouillon, tapioca, purée de pommes de terre.

27 octobre. — Viande crue.

15 jours après : le malade a grossi de quatre kilos.

Résultats : 24 novembre 1908. Poids : 63 k. 300.

1° *Les caractères chimiques* de ces liquides sont les suivants :

H + A = 0,109. T = 0,378. C = 0,80. F = 0,299.

2° *Motricité de l'estomac.* — L'évacuation se fait dans de bonnes conditions et plus rapidement. L'exploration de l'estomac, pratiquée 60 minutes après le repas d'Ewald, ramène 175cmc. de liquide. La limite inférieure de l'estomac a nettement remonté ;

3° *Examen radioscopique* de la bouche anastomotique, après ingestion de purée bismuthée, permet de conclure à son fonctionnement, et il semble bien que cette anastomose ait remplacé l'orifice pylorique de façon définitive.

4° *État général.* — Les résultats ont été ici encore parfaits ; le malade n'accuse plus aucune douleur.

La constipation opiniâtre antérieure à l'intervention a cessé complètement : l'évacuation intestinale a lieu deux fois par jour quelquefois. L'opéré a signalé également la fréquence de coliques survenues après l'absorption d'aliments dans les premiers jours qui ont suivi l'intervention. Actuellement, ces coliques ont plutôt une tendance à diminuer d'intensité.

L'intérêt de cette observation réside dans la latence de l'ulcère, qui s'est révélé cliniquement surtout par l'état d'anémie progressive du malade.

Le résultat a été jusqu'ici très satisfaisant et, quoique l'intervention ait eu lieu récemment, l'amélioration de l'état anémique permet de considérer le malade comme guéri de son ulcère chronique.

Observation VIII

(Malade de MM. Surmont, Dehon, Drucbert)

Mai 1907.— D..., Henri, 37 ans, cultivateur; dyspeptique depuis l'âge de 25 ans, a présenté des troubles gastriques, survenus à la suite des fatigues de la moisson et symptomatiques d'ulcère : douleurs vives, vomissements fréquents, jamais d'hématémèse. Cette période de douleurs aiguës a duré de 7 à 8 ans.

Après deux années de calme, le malade, qui se croyait guéri, se présente à la consultation de M. le Professeur Surmont pour une diarrhée violente persistant depuis quelque temps, et se reproduisant à certaines périodes par crises paroxystiques. Le malade accuse, en même temps que ses crises de diarrhée, des phénomènes douloureux gastriques allant jusqu'à l'état syncopal. L'amaigrissement est progressif (de 160 livres à 117 actuellement). Le 22 mai 1907, l'estomac est à trois travers de doigt au-dessous de l'ombilic et contient

600 grammes de liquide résiduaire avec nombreux débris alimentaires.

L'exploration directe de l'estomac a permis de constater qu'il existe un retard très considérable dans l'évacuation. L'estomac contient le matin à jeun une très grande quantité de liquide. Il existe donc de la stase alimentaire : ce liquide de stase contient de plus une quantité considérable d'HCl libre, ainsi que le dénote en particulier la réaction de Gunzbourg. L'acidité totale est également assez élevée : 0,269, la teneur en acides organiques considérable.

Il est manifeste que l'estomac est ptosé en même temps que dilaté. Le malade présente tous les signes d'un syndrome de Reichmann lié à un rétrécissement du pylore. La diarrhée d'origine hyperchlorhydrique, s'accompagne souvent de vomissements et s'explique bien par l'examen clinique et chimique de l'estomac.

L'analyse du repas d'Ewald montre également un retard considérable dans l'évacuation et une hyperchlorhydrie assez marquée.

60 minutes après le début du repas la sonde ramène 265 cm. cubes de liquide fluide contenant en suspension une pulpe finement réduite et homogène, d'odeur légèrement acétique.

L'examen de ce liquide donne les résultats suivants : A = 0,248. T = 0,349. H = 0,014. C = 0,205. F = 0,130.

Acide acétique abondant.

Bien qu'amélioré par le régime, le malade, qui a repris 4 kilogr. de poids, se décide à l'intervention chirurgicale.

15 décembre 1908. — La gastro-entérostomie est pratiquée le 15 décembre 1908 par M. le docteur Drucbert, suivant le procédé de Von Hacker.

On constate que l'estomac descend bien au-dessous de l'ombilic ; le pylore paraît intact. Mais, une cicatrice d'ulcère forme anneau à 8 cm. du pylore et donne à l'estomac l'aspect biloculaire.

Bouche de 8 cm. Sutures normales à la soie.

20 décembre. — Les suites opératoires ont été normales, bien que le malade ait été assez déprimé le lendemain et jours suivants.

A la fin de décembre, reprise progressive de l'alimentation ordinaire.

Résultats. 21 janvier 1909. — 1° *Au point de vue sécrétoire*, l'analyse pratiquée 90 minutes après un repas d'Ewald, donne les chiffres suivants : A = 0,233. T = 0,438. H = 0,121. C = 0,310. F = 0,189.

L'hyperchlorhydrie tardive est encore très accusée, mais la gastro-entérostomie encore trop récente pour que l'on puisse tirer une conclusion de cet état.

2° *Au point de vue moteur*, l'exploration, après 75 minutes, montre un gros retard d'évacuation, le volume extrait dépassant 200 cm. cubes. Il y a pourtant grosse amélioration par comparaison avec l'énorme stase constatée antérieurement chez le malade ;

3° *Le fonctionnement de l'anostomose*, par contre, ainsi que le montre l'examen radioscopique après ingestion de bouillie bismuthée, est aussi parfait que possible. On observe facilement sur l'écran le passage régulier des masses bismuthées. Le pylore, d'autre part, est également perméable mais ne livre passage qu'à de minimes fragments alimentaires : les évacuations y sont moins fréquentes qu'au niveau de l'orifice artificiel ;

4° *L'état général du malade* s'est également transformé, bien que l'intervention soit encore toute récente. Le malade a gagné 8 kilogr. depuis l'opération. Plus de douleurs ni vomissements. Si, dans cette observation, les résultats des fonctions sécrétoires et motrices sont peu appréciables, la cause en est vraisemblablement dans la proximité de l'intervention. En raison du fonctionnement excellent de la bouche anastomotique, et en se rapportant aux bons résultats relatés dans les observations antérieures, on peut espérer qu'une amélioration progressive dans l'état du malade viendra confirmer l'utilité de la gastro-entérostomie dans le cas de ce genre.

Observation IX

(Malade de MM. Surmont, Dehon, Lambret)

18 novembre 1908. — Mme Th..., 37 ans, est hyperchlorhydrique depuis l'enfance.

La malade a présenté, dans l'adolescence, des troubles boulimiques véritables, elle avoue qu'elle mangeait pour se désennuyer. Il existe chez elle diverses manifestations hystériques.

A 22 ans, la malade eut des hématémèses abondantes, qui se renouvelèrent à 26 ans, puis à 27 ans. Depuis cette époque, elle a toujours présenté des crises gastralgiques hyperchlorhydriques.

En novembre 1908, Mme T... se présente à la consultation avec tous les signes d'une sténose pylorique.

Depuis quelques mois pourtant, en raison du régime sévère suivi, les troubles gastriques se sont sensiblement améliorés.

(Régime dépourvu de viande et d'aliments excito-sécrétoires).

A l'examen, la limite inférieure de l'estomac se trouve à 4 travers de doigt au-dessous de l'ombilic.

L'exploration à jeun montre la présence d'un peu de liquide résiduaire légèrement chlorhydrique.

60 minutes après un repas d'épreuve d'Ewald, on extrait quelques centimètres cubes d'un liquide, dont les caractères chimiques sont les suivants :

A = 0,199. T = 0,238. H = néant. C = 0,191. F = 0,047

Il n'est pas douteux que cette hyposécrétion et cette absence d'HCl soient dues au régime ci-dessus mentionné.

Aucun signe clinique, en effet, ne saurait laisser croire à une transformation néoplasique de l'ulcère capable d'expliquer l'hypochlorhydrie

Pour faire la preuve de cette opinion, la malade est remise au régime ordinaire à base de viande.

15 jours après, une nouvelle exploration à la sonde est pratiquée après ingestion d'un repas d'Ewald.

Celle-ci montre un gros retard d'évacuation, le volume extrait dépassant 300 cmc.

Les caractères chimiques de ce liquide sont les suivants : A = 0,248. T = 0,349. H = 0,116. C = 0258. F = 0,094.

Dans ces conditions le diagnostic d'ulcère chronique avec sténose incomplète du pylore devient indubitable et la malade préfère subir la gastro-entérostomie que de se soumettre indéfiniment à un régime et à une hygiène pénibles.

27 décembre 1908. — La gastro-entérostomie est pratiquée par M. le Professeur Lambret suivant le procédé postérieur classique.

Les suites opératoires furent bonnes : il faut pourtant signaler la fréquence de la diarrhée qui a suivi l'opération.

4 janvier 1909. — La malade est en parfait état. Son poids s'est augmenté de 4 kilogr. L'examen de la malade montre les différentes modifications suivantes survenues depuis l'intervention :

Résultats. — 1° *La fonction sécrétoire* a subi du

fait de la gastro-entérostomie les transformations suivantes :

A = 0,180. T = 0,352. H = 0,046. C = 0,219. F = 0,087.

Le chyme est légèrement teinté de bile ;

2° *L'étude de la fonction motrice* montre que l'évacuation est excellente ; 60 minutes après un repas d'Ewald, la sonde ne ramène que 73^{cm3}. Une heure 1/4 après l'ingestion d'une bouillie bismuthée, on constate à l'écran que l'estomac est complètement vide ;

3° *Le fonctionnement de l'anastomose* peut ici être précisé de façon certaine, l'examen radioscopique étant chez le malade particulièrement facile en raison de la maigreur de l'abdomen.

Il est manifeste que tout le repas bismuthé sort par la néobouche et que le pylore est inutilisé ;

4° Comme le montre l'augmentation progressive du poids de la malade, on peut se rendre compte que *l'état général* est aussi satisfaisant que possible. Les crises douloureuses d'hyperchlorhydrie ont totalement disparu et la malade s'alimente de façon normale.

Indépendamment des particularités cliniques intéressantes que présente cette observation, on peut faire ressortir les caractères suivants :

Amélioration considérable des troubles moteurs avec évacuation excellente.

Le chimisme est encore hyperacide, ce qui n'a rien de surprenant, étant donné la proximité de l'intervention.

Il est intéressant de noter que la nouvelle bouche paraît fonctionner à l'exclusion du pylore.

CONCLUSIONS CLINIQUES

En résumé, d'après les observations des neuf malades examinés, nous pouvons dire, contrairement aux résultats publiés par différents auteurs, que chez tous nous avons constaté le fonctionnement parfait des anastomoses gastro-intestinales.

En second lieu, l'examen radioscopique après repas bismuthé nous a montré que les masses alimentaires suivaient chez trois de nos malades à la fois la voie pylorique et la voie artificielle anastomotique. Chez les six autres, l'orifice pylorique ne servait en aucune façon à l'évacuation alimentaire. Ces résultats viennent confirmer les données de l'expérimentation exposées dans la seconde partie.

En troisième lieu, l'amélioration obtenue même dans les cas compliqués de ptose stomacale, et de dilatation permet de porter un jugement favorable à l'intervention chirurgicale et de conclure à l'utilité de la gastro-entérostomie postérieure de Von Hacker pour pylore semi-perméable.

CONCLUSIONS GÉNÉRALES

Des expériences et des résultats cliniques exposés ci-dessus, nous pouvons conclure que, dans les cas de rétrécissement incomplet du pylore, la gastro-entérostomie postérieure par le procédé Von Hacker faite dans les conditions que nous avons relatées dans notre travail, c'est-à-dire aussi rapprochée du pylore que possible et suffisamment grande :

1° Donne une bouche anastomotique dont le fonctionnement n'est pas douteux ;

2° Permet le rétablissement de la fonction pylorique dans un certain nombre de cas (un tiers de nos faits personnels) ;

3° Donne des résultats durables et une amélioration notable.

BIBLIOGRAPHIE

KELLING. — (*Archives f. Klinische chirurg.*, 1900).

QUÉNU. — (*Société de chirurgie*, 1904).

CANNON et BLACKE. — (*Annals of Surgery*, 1905).

LEGGERT et MAURY. — (*Annals of Surgery*, 1907).

DELBET et GUIBÉ — (*Société de chirurgie*, 1907).

TUFFIER. — (*Bulletin de la Société chirurgicale*, 1907).

RICARD. — id. 1908.

LEGUEU. — id. 1908.

LEVEN et BARRET. — (*Société médicale des hôpitaux*, 1908).

DENÉCHEAU. — Thèse de Paris, 1907.

SCHOSTACK, de Zürich. — (Beiträge *Z. Klin. chirurg.*, 1908.

PINATELLE. — Thèse de Lyon, 1902.

VON EISELBERG. — (*Société royale de médecine de Vienne*, 1907).

KAUFMANN. — (*Grenz gebiet d. Med. u. chir.*, t. XIII).

H. M. W. GRAY. — (*The Lancet*, n° 4430, 25 juillet 1908).

A. A. BERG. — (*Annals of Surgery*, 1907, t. XLV, p. 721).

FRITSCHE IN SCHOSTOCK. — Ulcère peptique du duodénum consécutif à la gastro-entérostomie. — (Beiträge zur *Klinische chirg.*, 1908).

TUFFIER ET AUBOURG. — Examen de quelques estomacs à l'aide des rayons Röntgen. — (*Presse médicale*, 1907).

GUIBÉ. — (*Journal de chirurgie*, avril 1908).

LILLE. — IMP. LE BIGOT FRÈRES

www.ingramcontent.com/pod-product-compliance
Ingram Content Group UK Ltd.
Pitfield, Milton Keynes, MK11 3LW, UK
UKHW021158220726
13924UKWH00003B/1189